岭南中医药文库·典籍系列

鼠疫非疫六经条辨

清·黄仲贤 著

廣東省出版集團
广东科技出版社
·广州·

图书在版编目（CIP）数据

鼠疫非疫六经条辨 / （清）黄仲贤著. —影印本. —广州：广东科技出版社，2011.8
（岭南中医药文库. 典籍系列）
ISBN 978-7-5359-5571-5

Ⅰ. ①鼠… Ⅱ. ①黄… Ⅲ. ①鼠疫—中医治疗法 Ⅳ. ①R259.168

中国版本图书馆 CIP 数据核字（2011）第 143432 号

责任编辑：曾永琳　李希希
封面设计：丁青云
责任校对：陈　静
责任印制：任建强
出版发行：广东科技出版社
（广州市环市东路水荫路 11 号　邮政编码：510075）
E-mail：gdkjzbb@21cn.com
http://www.gdstp.com.cn
经　　销：广东新华发行集团股份有限公司
印　　刷：广州伟龙印刷制版有限公司
（广州市沙太路银利工业大厦 1 幢　邮政编码：510507）
规　　格：889 mm×1 194 mm　1/32　印张 15.5　字数 110 千
版　　次：2011 年 8 月第 1 版
2011 年 8 月第 1 次印刷
定　　价：32.00 元

《岭南中医药文库》组委会

《岭南中医药文库》编委会

《岭南中医药文库》出版工作委员会

《岭南中医药文库·典籍系列》选编工作委员会

序

岭南，在传统上是指越城、大庾、骑田、都庞、萌渚五岭以南的地区。这个地区的地理和人文环境富有特色，是我国地域文化中的重要分支。广东是岭南地区的核心地域，近代以来社会经济和科技文化发展均走在地区的前列。在这里，传统中医药以独特的作用深得人们信赖，一直呈现生机勃勃的局面。

二〇〇六年以来，广东省委、省政府先后出台了多个促进广东中医药发展的重要文件，提出要将广东从『中医药大省』建设成为『中医药强省』，这无疑为广东中医药的腾飞增添了巨大的推动力。其中，《岭南中医药文库》（以下简称《文库》）的出版就是一项具体的措施。遵《文库》编委会之嘱作序，略述感言如下。

一

从中国文化发源来看，中国文化的主流发源于中原一带。中医药学是从中原传入岭南的。晋代有葛洪、支法存、仰道人等活跃于广东，唐代开始有李暄《岭南脚气论》等以岭南为名的方书，可见医学与岭南挂钩，岭南医学成为中医药学科的一个分支，为时至少已有千多年了。

晋唐时期，岭南的中医学就已经体现出自身的特色，例如在研究当时流行的脚弱病（脚气病、维生素B_1缺乏之症）方面成果突出。唐代《千金要方》卷七论风毒状第一：『论曰，考诸经方往往有脚弱之论，而古人少有此疾，自永嘉南渡，衣缨仕人多有遭者，岭表江东有支法存、仰道人等，并留意经方，偏善斯术，晋朝仕望多获全济，莫不由此二公。』可见岭南医学善于创新。另外，从《千金要方》、《外台秘要》、《肘后备急方》等书中还可见葛洪、支法存等对蛊毒、沙虱热（恙虫病）、疟疾、丝虫、姜片虫等传染病有不少治疗方药，对岭南热带地区传染病的研究成就亦较为突出。这些成就不是由中原带来，而是吸取多地民间医药精华，加以总结得之。

宋代开始，岭南医学界人才辈出。先有陈昭遇，开宝初年至京师为医官。陈昭遇与王怀隐等三人历时十一年编成《太平圣惠方》；又与刘翰、马志等九人编成《开宝新详定本草》二十卷。绍兴年间（公元一一三七年），潮阳人刘昉著的《幼幼新书》为岭南儿科学的发展奠定了良好的基础。可见宋代岭南已有国家级的医家出现。元代释继洪撰《岭南卫生方》，其中就收录了不少宋代医家的经验方，标志着具有岭南特色的方药学已初步形成。

明清时期是岭南中医学大发展的年代。明代，有丘濬、盛端明等有名望的医家出现；还有浙江人王纶所著的《明医杂著》，是其在广东布政司任内完成的；一代名医张景岳的《景岳全书》，在粤地一再印行传世。上述著作对岭南医学的影响很大。清代，对全国有较大影响的医家何梦瑶，被誉为『南海明珠』；儋州罗汝兰著《鼠疫汇编》，丰富了对急性传染病的诊治经验；清末，西洋医学传入我国，岭南首当其冲，出现朱沛文等主张中西汇通之医家。岭南医学的中医小儿科继续取得突出成就，在清代中期刊行了罗浮山人陈复正的《幼幼集成》后，清末又有程康圃著《儿科秘要》，由博返约，把儿科证候概括为八门（风热、急惊风、慢惊风、慢脾风、脾虚、疳积、燥火、咳嗽）；治法约以六字（平肝、补脾、泻心），举一反三，给人以极大的启发。民国时期儿科名医杨鹤龄继承程氏学说，著《儿科经验述要》。杨氏在育婴堂从十七岁起独立主诊病婴，每天巡视、处理危重病婴数次，故育婴堂可称儿童医院之雏形。他积累了丰富的治疗危重病儿的经验，后来自己开业，日诊两三百人。西医张公让曾不断观察其诊证，亦深为佩服其医术之精也！

而广东草药在清代至民国时期也得到很好的整理，名作有何克谏的《生草药性备要》、《增补食物本草备考》和萧步丹的《岭南采药录》等，为中药材增加不少岭南草药品种。

上述可见，岭南医学至清代挟其岭南之特色已达相当高的水平，但岭南医学之发展达到高峰则是在民国时期后，主要是在医学教育培养人才方面成绩突出。光绪三十二年（公元一九〇六年）广州就有医学求益社之成立，相当于今天的医学会，以文会友，每月一次。被评得第一名者，发表论文于报端。上月头名即为下一届论文的主审员，无形中开展学术之竞争。后继者有广州医学卫生社。民国后，学校教育开始举办，著名的有广东中医药专门学校与广东光汉中医专门学校，均为岭南中医学界培养了许多人才。虽然民国时期受国民党政府消灭中医的压迫，但岭南医学学术仍然日益繁荣，影响至香港和东南亚一带。中医药为岭南人民健康事业立下了不朽的功勋。

回顾岭南医学发展的脉络，晋代中原移民，带来的先进医术与岭南地区医药相结合；宋代以后，长江流域的医药学术带入岭南，又促进岭南医药学的发展，加上自身的成就，岭南医药学成为有浓郁的岭南特色的医药学派。历史同时也表明，医药事业与地区社会经济发展状况紧密相关。当代广东改革开放已先行多年，经济文化各方面都打下了厚实的基础，在有力的政策推动下，聚集人才。可以寄望今后，岭南中医药学必将产生飞跃的发展，实现中医药强省的目标。

二

研究地方医药学，其实也是为中医药学事业整体作贡献。自一九七七年美国恩格尔教授提出医学模式理论以来，西方医学正在由『生物医学模式』向『生物—心理—社会』医学模式转变。其实我国传统医学一开始就重视心理、环境因素，中医药学研究还不能脱离地理环境、社会环境、个人体质、时间因素，故应该因时、因地、因人制宜地去研究疾病预防和治疗。

对于环境与人类社会的关系，古今中外都有过各种讨论。我国伟大的历史学家司马迁，在《史记》中分别论述了四个主要经济区域与人的性格和社会风俗的关系。西方的亚里士多德也将地理环境与政治制度相联系，认为地理位置、气候、土壤等影响个别民族特征与社会性质。德国哲学家黑格尔的《历史哲学》也将地理环境看作是精神的舞台，认为是历史的『主要的而且必要的基础』，不同的环境会有不同的历史进程。至于自然科学，虽然研究的是事物普遍的客观规律，但科学也具有社会性的一面，客观规律在实际应用中总是有着对特定时间、地点与人群的针对性，不同地区的客观条件也对科学实践与发展有不同程度的影响。

医学既属于自然科学，又具有很强的社会性。医学技术的基本规律是一致的，但其实际应用必须考虑到个体的特点。中医自古以来就深刻地认识到这一点，注意地理环境、气候与人的体质对疾病和医药的影响，提出了『因时制宜、因地制宜、因人制宜』的原则。唐代《千金要方》指出：『凡用药，皆随土地所宜，江南岭表，其地暑湿，其人肌肤薄脆，腠理开疏，用药轻省，关中河北，土地刚燥，其人皮肤坚硬，腠理闭塞，用药重复。』就是具体的例子。

我国幅员辽阔，由于地理环境的差异和历史上开发的先后，各个地区医学发展水平不一。而每一个地区医学水平的提高，往往也充实了中医药学理论的实际内涵。元代朱丹溪对南方人体质和疾病的认识，就很好地补充了此前以北方经验为主的医疗知识。明清时期江南瘟疫流行，又促使了温病学派的形成。岭南地区的气候、地理环境和疾病谱也有特殊性，药材资源又相当丰富，若加以认真研究，完全有可能产生创新性理论。每一个地区中医药特点的形成，必然是对传统医学理论的继承性与实际运用的创造性相结合的结果。小的突破，至少丰富了中医临床的风格，增加了地方性的应用经验；大的突破，有可能形成新学说，带来整体性的变革。所以，研究地方医药学，其意义同样是相当深远的。

三

现代中医药研究，必须坚持以临床为出发点。近代岭南有许多临床水平出众的名医，饮誉国内外。现代岭南中医药发展应继承这一良好传统，抓好临床学术的传承。建设中医药强省的文件中很重视对名医学术的整理和对基层中医的培训，是十分有远见的。本套《文库》也注重对当代名中医学术经验的整理，这种整理就是学术传承的一种方式，并可为更多临床中医提供参考。

另外，岭南中医药的发展也应加强理论的研究。岭南医学发展历程如果横向比较，有全国影响或有重大突破的中医学理论著作还是不多的。这也许与以前岭南远离北方的传统政治文化中心有关。但在学术交流频繁、信息渠道通畅的今天，要想中医药理论有大的发展，关键还是要加强研究，提高水平，要对临床经验进行凝练和升华，对中医药理论进行务实的思考。近年，我们提出的『五脏相关学说』就在全国引起较大的反响，并被纳入国家『九七三』计划中医药理论基础研究专项。在处于思想解放前沿的广东，完全应该迈出更大的步伐，促进中医药理论的现代化。

现代中医药的研究，又完全可以应用最新科学技术。葛洪《肘后备急方》记载的青蒿治疗疟疾，经过多年的不断研究实践，目前已发展成为世界最先进的抗疟新药。中医药治疗艾滋病、SARS，在临床有效的基础上，对其机制的深入研究有助于阐明其科学原理。但这种研究必须坚持中医药学主体性和中医药理论的主导性。

同样，现代中医药的发展也离不开产业的支持。广东中药产业有着非常好的基础，中药的种植和中成药的生产销售成为许多地方的支柱产业之一。正像民国时期创立广东中医药专门学校的前辈所说：『中国天然之药产，岁值万万（现在已远不止此数了），民生国课，多给于斯。』产业的发展既带动了地方经济，又为中医药的研究提供了良好的条件。研究中医药产业的发展策略，也是重要的课题。

《文库》囊括了前述各方面。这些学术、临床、科研及产业等的成果和经验得以系统整理出版，是岭南中医药界的盛事。岭南先贤梁启超先生诗云：『世纪开新幕，风潮集远洋。』相信《文库》能以海纳百川的气魄，汇集新知，刊布精义，成为二十一世纪岭南中医药腾飞的基石！是为序。

邓铁涛

二〇〇八年四月

前言

岭南医籍，自晋代葛洪以降，层叠累积。至明清，卷帙渐增，名家辈出，逐渐形成了岭南医学源于中土，又有别于中土的流派特征。岭南医药的文献遗存，更成为深入研究岭南医药学的重要基础。据郭蔼春《中国分省医籍考》，现存广东省（含今海南省）医籍一百九十一种，广西壮族自治区共录医籍六十一种。两者合计共二百五十二种，与江苏省的一千四百五十四种和浙江省的一千一百一十二种相比，体现了岭南医家重实干而少著述的特点，传世医籍尤显珍贵。这些古籍历经百年沧桑，保存状况日益恶化，亟待系统地整理、编选、影印出版，以发潜德之幽光，启来哲之通路。

要推陈出新，须先古为今用。学术研究的发展离不开对前代旧籍的研究整理，中国历来有盛世整理前代文献、古籍，重刊典籍的传统。河平三年（公元前二六年），西汉政局甫定，成帝即命光禄大夫刘向等广收旧典，编校诸子篇籍，先秦文献传之后世，盖始于此。而医书、方技，幸列其中。至赵宋建元，更设『校正医书局』专司此事。新中国成立及至改革开放，文化部和国家中医药管理局虽然先后组织整理再版了一些重要文献，但限于条件，种类不多。二〇〇五年，广东省委、省政府提出要将广东建成『中医药强省』，并将岭南医药文献的研究、整理、出版提上日程。中医药发展恰逢盛世，值此中华民族伟大复兴的清明盛世，整理编印岭南医学文献正当其时。选编者本『继绝存真，传本扬学』宗旨，延聘有关专家共襄盛举，将分藏于各地具有学术研究价值和珍贵文物价值的岭南中医药典籍，有计划地利用现代印刷技术复制，以飨后学。

此次选编出版岭南医学典籍，同人等力求甄选，真实反映岭南中医药学各学科门类学术发展的典籍，呈现典籍原貌，并对各典籍的出版、馆藏、主要学术思想和突出贡献等进行初步介绍，使之既符合古籍整理的常规，复兼顾中医药典籍的特点，仅作部分技术处理，俾存古人之旧。

由于历史原因，岭南医药典籍散布各地，同人等虽力求掌握每种版本的全面情况，确保选编质量，惟卷帙浩繁，遗漏、纰缪之处在所难免，尚望方家指教，以待来者。

李　剑

二〇〇八年十一月

影印说明

《鼠疫非疫六经条辨》，著者黄仲贤，字学周，广州人。生卒年不详。清光绪年间，岭南连年鼠疫流行，『远近村乡，春夏之交，必见发作……为古今之最大惨毒者。』黄氏不满『坊刻鼠疫诸书，专主少阴心火，用药俱系寒凉……』，『惟寒凉之效，先入为主，故世人多求方而不辨症』。黄氏根据临床所见，认为：『核为肿痛之疾，类属痈疽，须察核之色形以定阴阳，身之寒热以分六气。』『悉统于六经之内，界限分辨明确。』因此，作者根据外感病六经传变规律，将鼠疫的六经表现和变证一一详述，分列方药，冀医者遇病查对无讹。

据作者自述，其著述尚有《慢惊条辨》，刊于光绪丙午年（一九〇六年）；《鼠疫易明》，刊于光绪戊戌年（一八九八年），后又著有《鼠疫求源》。本书即是在以上后两部鼠疫专著的基础上写成。

作者自解书名：『是书名鼠疫非疫者，以鼠疫，乃鼠之患疫也，非疫，乃人之病而非疫也。』既非疫，则易调治。黄氏的辨证方法是：以核色红白、核形大小、高低软硬定为阴阳，再参六经见症。

作者论述了六经核症的不同表现，认为：太阳为寒水之经，核白而软；阳明为燥气之经，核白而坚；太阴为湿土之经，核白而软；少阴上心下肾，心火之核红而坚，肾火之核白而坚。厥阴为木火之经，核浅红而坚。而后根据六经寒热、脉象等见症，确定核症用药大法：『太阳宜疏皮肤之滞，佐以辛温；阳明宜开肌肉之滞，佐以甘寒；少阳宜转枢机之滞，佐以辛凉；太阴以培土为主，湿寒者热而燥之，湿热者寒而燥之。湿毒内盛者，从小便去之。手少阴宜清血脉之热，佐以咸寒。足少阴宜补阴维阳，佐以纳气。厥阴宜消瘀清热，佐以软坚。』

六经核证治法后分列方药。本书治核症虽分六经，但用仲景方并不多，仅少阳核病以小柴胡汤加味治之。其余各经用时方较多，如香苏饮、阳和汤、香砂六君子汤、犀角地黄汤、仙方活命饮等。每经证治黄氏均备列变证及误治后的补救措施，并附有鼠疫的六经辨证验案，受仲景影响显而易见。

书后附《鼠死论》和《壬寅年骨痛论》。《鼠死论》探求鼠疫发生的原因，认为鼠疫是鼠发痘疹，鼠属少阴之兽，痘为少阴之毒，以类相生，以气相感而发病。惟于鼠疫为鼠之痘疹之说，作者仅凭『道旁之死鼠通身必有花点』即认为是痘疹，有臆测之嫌。但作者发现大批死鼠是鼠疫发作的先兆的观点，确是实地观察所得，对于本病的传染源、传播途径也都作了正确的描述。

《壬寅年骨痛论》记载了光绪二十八年（一九〇二年）流行于粤省的骨痛病，谓『通省男女老少，几至无人不痛，惟是无症不愈』。论述了壬寅年骨痛的机理，认为是『邪气久伏肾经，蕴酿成热』所致。

以六经辨治鼠痘，除本书外，近代还有广东袁仰山的《鼠疫纪实札记》。他认为『核症所起各部位，有属各经之不同』，根据核发时所处的经络部位和症状来辨治，其用药以时方为主。与本书以核的颜色、质地等定所患核症的归经的方法有所不同，可资参考。

实际上，除按伤寒六经辨治鼠疫外，近代岭南中医对鼠疫的治疗还有专病专方、三焦论治等法。在选方方面，吴宣崇《治鼠疫法》收录了当时治疗鼠疫比较有效的几首方剂；罗芝园则以王清任解毒活血汤加减治疗鼠疫，收效甚好；郁闻尧等的《鼠疫良方汇编》和陈世珍等的《温疫辨证治要》则按三焦来论治鼠疫，认为治病需划分初中末三段。上述几种著作正反映了岭南中医界对外来传染病认知逐步深化的过程。

本书现存宣统元年（一九〇九年）广州致和堂藏板，为海内孤本，藏于北京中医药大学图书馆。刻工精审，保存完好，故以之为底本影印，以飨读者。

曾强

鼠疫非疫六经条辨

清·黄仲贤 著

据北京中医药大学图书馆馆藏清宣统元年（一九〇九年）广州致和堂藏板刻本影印

鼠疫非疫六經條辨

羊城黃仲賢著

鼠疫非疫六經條辨

此書稟呈提學憲有案　黃致和堂藏板

鼠疫非疫六經條辨自序

鼠疫核症、廣州起自甲午、厥後傳染遠近村鄉、春夏之交、必見發作、其毒深於猛獸、害烈於水火風雷、情傷於兵燹盜賊、十餘年來、傷人奚止百萬、病情之變幻、死亡之急速、爲古今之最大慘毒者、坊刻鼠疫諸書、專主少陰心火、用藥俱係寒凉、甲午之初、治症多效、惟專主熱毒、無辨症之法、究係當時之驗方、不得謂之書也、此外市上良方、家藏妙藥、有效有害有吉有凶究竟方無良方卽其症必無定症惟寒凉之效先入爲主故世人多求方而不辨症信之益深害之無窮於是愈者嘉其方之效盡不愈者諉於命之當盡遇病憂惶慌亂無措枉扎載道言之痛心夫天有六氣地有五行人有六腑五臟居氣交之中與天地相參故生人者氣之和病人者氣之偏氣既爲偏必有六氣之別斷無獨火爲癘之理欲籌補救之法惟有竭盡心思博採羣書研究內外考核爲腫痛之疾

類屬癰疽、赤腫者、决定為陽、乃離南之氣盛、白腫者仍分軟硬、有燥火寒濕之不同、既察核之色形以定陰陽、復察身之寒熱、以分六氣、浮脈主表、應分表陽之盛衰、沉脈主裏、亦分裏邪之虛實、故陰弱陽浮陽虛外脫、風痰熱瘀寒濕火燥諸般、核症條分縷晰、按症立方、十愈八九、至陰陽變遷、營衛氣血、五運生制、上下升降、寒熱虛實、溫清補瀉、悉統於六經之內、界線分辨明確、遇病查對無訛、惟一得之愚、恐未足盡愈

斯疾、若高明家、得此書再加研究、更能探本窮源、精通病變、於核症十不失一、庶病無枉札、同登仁壽之宇、余有厚望焉、是爲序

宣統元年己酉秋月黃仲賢學周題於羊城致和堂

凡例

一鼠疫、核症、自甲午至己酉、十餘年來、省垣墟村、凡患斯症者、俱十死八九、所以患病之家、必憂惶無措、其症之凶惡、人所共知、故皆云是疫、是書名曰鼠疫、非疫者、以鼠疫乃鼠之患疫也、非疫乃人之病而非疫也、既非疫、則易調治矣、若熟讀此書臨症更虛心、研究、十症中自能救活八九、尚得謂之疫乎、故曰非疫也、一痘毒一症、上古所無、素問靈樞不言隻字、漢季而後、始有此症、當時不知調治、故染病多死、時人咸以疫呼之、今核症之多死、亦猶痘症之不知醫治耳、但痘毒秉於先天、核毒由於六淫、內外之別、判若天淵、外人不知此理、倣種痘法、輒種核漿、貽害尤甚、

一是書所載各症、於鼠疫中確有其病、係余臨症閱歷而來、其章節註解字句、採集名言固多、而獨出

已見者、亦復不少、閱者自知、

一核毒死症、原係甚少、書中所列之死症、多由誤治變成、今逐條註解、意在詳明、所以誤治之故、俾人觸目驚心、共知覺悟、

一是書所論核症、不拘患生何處部位、總以核色紅白、核形大細、高低軟硬、定爲陰陽、再參六經見症、自有把握、不致疑惑、

一是書詳解病情、俱係時俗淺近之語、人人共曉、即

素未習醫之家、遇病查對、可免藥誤、若窮鄉僻壤、
艮醫鮮乏、儘可按症用藥
一醫書自唐宋以後、名家著作林立、既詳且備、惟皆
重大科而輕畧小科、故幼科諸書多未精詳、每遇
疑難病症、貽誤甚多、余憫幼稚之枉札、特著慢驚
條辨一書、以補古書之未及、已於光緒丙午附梓
行世、若鼠疫核症、更無醫書可考、且病情凶惡、一
經錯誤、再難挽救、枉死衆多、言之痛惜、光緒戊戌

曾著鼠疫易明、嗣嫌簡畧、再著鼠疫求源、當經呈奉廣東　段提學憲批獎、雖皆有六經辨別、惟統歸陰陽二類、界線究未甚明晰、己酉秋復將前著兩種、嚴爲刪訂、未備者補之、症分六經、書分六卷、逐條註解、一目了然、爲補世所未有之書、閱者當鑒余之苦心焉、

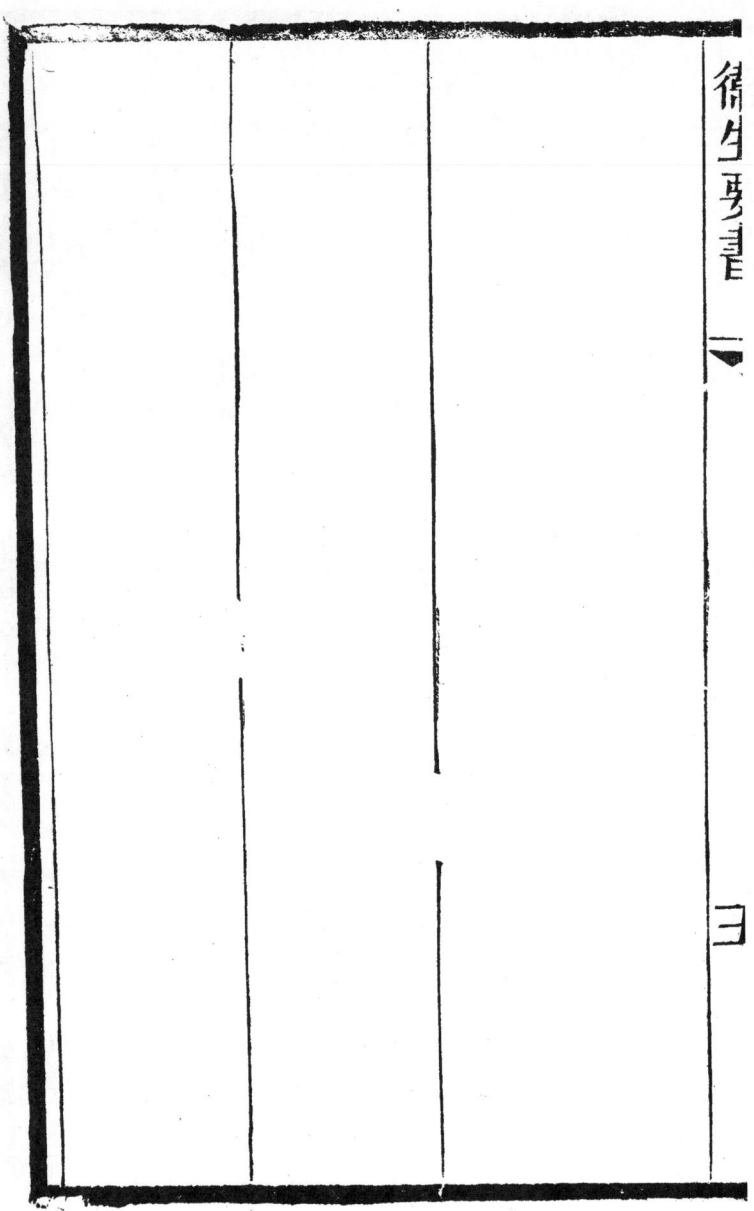

非疫核症六經總論

核為毒症、起發本乎火氣、高腫由於津血、故氣盛則核堅氣虛則核軟、津血足則核大、津血少則核細、太陽為寒水之經、核白而軟、陽明為燥氣之經、核白而堅、少陽為相火之經、核白而堅、太陰為濕土之經、核白而軟、少陰上心下腎、心火之核紅而堅、腎火之核白而堅、厥陰為木火之經、核淺紅而堅、此六經核症初起之形色也、再言六經之寒熱、太陽則惡寒壯熱陽明則蒸蒸發熱、少陽則往來寒熱、此三陽發熱之差別也、若夫太陰發微熱者、證之常也、發大熱者、脾氣之外散也、手少陰發微熱、火氣初盛也、發大熱、火勢猛烈也、足少陰發微熱、腎陽外洩也、發大熱、命火盡脫也、厥陰發微熱、風火內動也、發大熱、火燔風煽也、此三陰發熱之差別也、太陽脈浮而緊、浮而數、陽明脈洪而大、洪而長、少陽脈絃而數、太陰脈怠緩、或沉而細、手少陰脈細數、足少陰脈微細、或微緊、厥陰脈數而實、此六經之脈象也、太陽宜疏皮膚之滯、佐以辛溫、陽明宜開肌肉之滯、佐以甘寒、少陽宜轉樞機之滯、佐以辛凉、太陰以培土爲主、濕寒者熱而燥之、濕熱者寒而燥之、濕毒內盛者、從小便去之、手少陰宜清血脈之熱、佐以鹹寒、足少陰宜補陰維陽、佐以納氣、厥陰宜消瘀清熱、佐以軟堅、此六經用藥之大法也、明乎此、於臨症更虛心研究辨别施治、爲醫者自可免乎殃咎矣

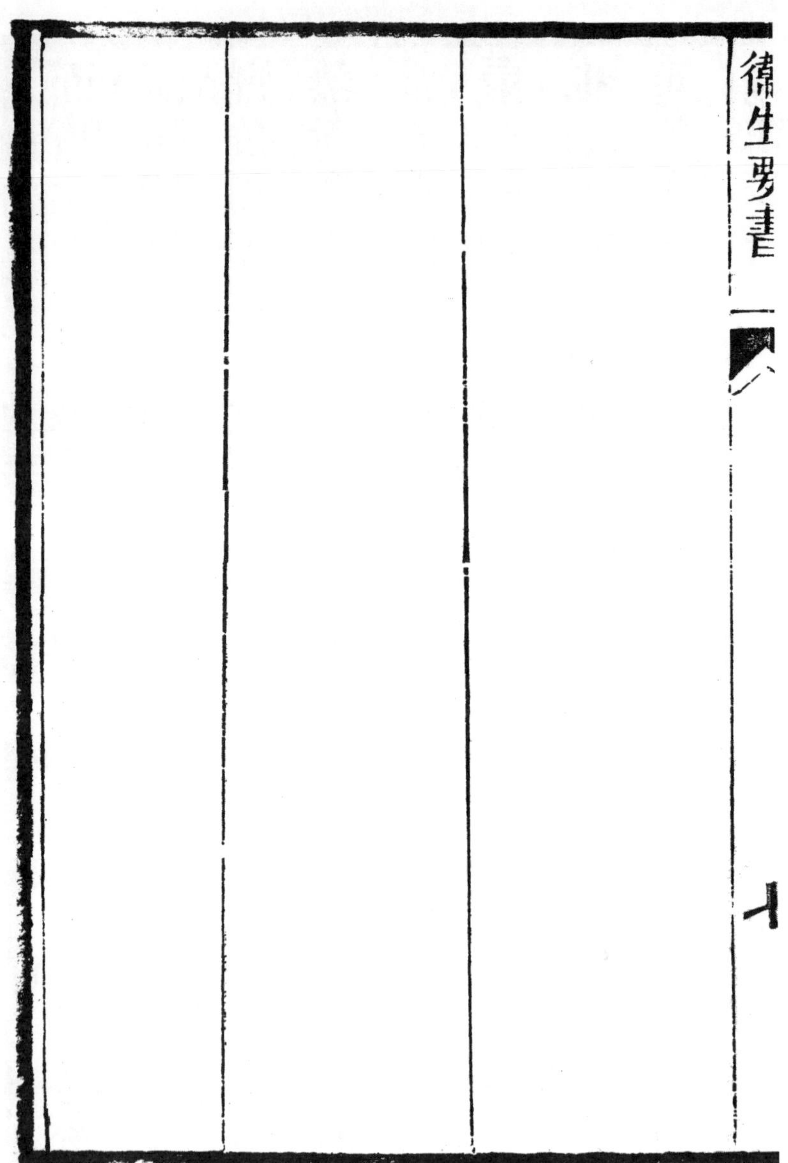

目錄

鼠疫非疫六經條辨

廣東省城黃仲賢學周著

男 向瀛桂岩參校

辨太陽核病脈證治第壹

核爲腫痛之疾、類屬癰疽、何以謂之太陽病、以其有發熱惡寒、脈浮數、脈浮緊之兼症也、太陽經主皮膚、爲身最外第一層、癘邪傷之、毛竅閉塞、通身不見汗液、阻遏外出之陽氣、身熱作而惡寒見矣、然太陽爲巨陽、其發熱必至於壯熱、太陽爲寒水、其惡寒亦必至於極寒也、太陽主表、其脈必應表而浮、或隨陽氣素盛而爲浮數、或隨陽氣素衰而爲浮緊、既見表症、又見表脈、則其核色必白、核形必軟、核象必細也、太陽經內主膀胱、外主皮膚、其本是寒、其標是熱、故本經受病、無不發熱、亦無不惡寒、夫發熱者、發手太陽丙火之標陽、惡寒者、惡足太陽壬水之本寒也、太陽主營衛、營爲血、衛爲氣、今爲癘邪所感、由是津血不通、營衛不利、得表陽之熱一逼、而核乃成、然裏熱則有力、表熱則無力、此因表熱起核、故核形細不關心火、故核色白、寒水用事、故核形軟、核象如此、而又壯熱惡寒、其脈浮而緊、或浮而數者、宜發汗、以加味香蘇飲主之、

此爲太陽表熱之核症、調治當發汗以解之也、

加味香蘇飲方

蘇葉三錢　香附錢半　陳皮壹錢　甘草壹錢

川芎錢半　蔓荆子壹錢　荆芥壹錢　防風八分

右藥八味，淨水煎，乘熱服，服後即覆被取汗。

核症病在太陽，固以發熱惡寒脈浮為斷，而必以發汗通津液，方能熱退身涼。然發汗亦須分兩法調治。何則？蓋人身臟腑有寒熱之不同也。若臟氣素熱之人，陰氣不足，又患太陽表熱之核症，煎熬津液，煩躁不能作汗，其脈浮數者，當用發汗清火之法，以加味香蘇飲，再加麥冬、銀花主之。

此為太陽表熱之核症、因陽盛津竭、又宜發表藥中少加寒凉、以清火生液也、

加味香蘇飲再加麥冬銀花湯方、

即加味香蘇飲、原方再加麥冬、銀花各弍錢

前症病在太陽、因其入陰氣素弱、故於發表辛温藥中、猶加甘寒、生津之品、養陰以滋汗源、令汗出不損陰氣、已詳言之矣、若臟氣素寒、之人陽氣不足、中宮土氣亦弱、身中忽然發熱、又見惡寒、雖重衣厚被亦

見其寒、是病太陽本寒之氣甚也、而其核色白疼痛、按之不過形如欖核、皮肉上頗覺高浮、是火氣內弱催托無力之憑證也、癘邪閉塞毛竅經絡之陽氣、不能外通、其氣鼓於外而爲脈浮緊、或升於頭面而爲面色紅、或上逼咽喉、而見口微渴、或內逼心臟神明亂而語言錯亂、寒氣內侵、而舌台白滑者、種種假熱情象、必須發汗以開毛竅自愈、宜加味香蘇飲、

此爲太陽皮膚表邪之核症、雖見面色現紅言語

錯亂仍當辛温發汗汗出熱退病自解矣
太陽經之核症發汗後熱退身涼血液流通經絡暢達其人精神其核痛止雖高腫之處尚未平復亦毋庸憂慮日久自必消滅可以不必服藥矣如或精神疲倦或二三日後其核復痛者乃陰陽氣血之偏也察其人臟腑偏陽氣之盛者宜用陰和陽以陽和湯主之臟腑偏陰氣之盛者宜用陽和陰以香砂六君子湯主之服後或痛止而自愈或成膿而自潰

此爲太陽表邪之核症、愈後復痛、調和氣血之治法也

陽和湯方

大熟地壹兩　鹿角膠三錢　麻黄壹錢　炮姜壹錢

玉桂五分　甘草壹錢

右藥六味、淨水煎服角膠另燉和服、玉桂局服、

香砂六君子湯方

防党参三錢　白朮三錢　炙甘草壹錢　白茯苓三錢

半夏弍錢　陳皮壹錢　春砂仁五分　香附壹錢

右藥八味淨水煎服

太陽主表、凡患核症、禁用寒凉、恐其陷毒於內也、然亦不可輕用溫補者、如臟寒之人、無病時亦喜服溫補、及至起核疼痛、身熱惡寒、尚妄服溫補滋膩之藥、以致表邪為補葯所閉、身熱不退、燒灼水津、核小變大、核軟變堅、虛寒病情、反成實象、斯時用寒凉、恐敗中氣而致下利、用發散、苦無津液以作汗源、宜用加味香蘇飲以發汗、加洋参花粉生津清火以主之、此爲太陽表邪之核、誤服溫補、以致閉邪生熱、當於發表藥中、加寒凉清火、俾從外來者、仍從外去也、

加味香蘇再加洋参花粉湯方

卽加味香蘇飲原方再加洋参弍錢花粉弍錢

以上各症、不過係初起病調治而言、若失於醫治、已經數日、其病勢猶未少減者、須當另法挽救、夫氣壯

臟熱之人、於平日飲食中、能多受寒涼、此可知其人陰氣弱、陽氣盛之確證也、偶爾起核、壯熱惡寒、色白細軟、斯時理宜發表以出汗矣、醫者不知表熱在皮內、謬云瘀熱入血管、卒用寒涼消瘀之藥、傷血耗液、以致身熱不退、邪火薰蒸、熱灼津液、而口渴、心爲火迫而躁煩、津竭於膀胱、則小便黃短、津不降大腸、則大便閉結、核被熱灼、則變軟爲堅、火熱入內、其脈變浮而爲細數者、宜用濟陰清火之法、以四物湯加柴

胡銀花麥冬、瓜蔞皮地骨皮只壳厚朴主之、

按此症最多、誤治爲尤多、枉死則不勝其數、

四物湯方

川芎錢半　當歸三錢　熟地黃五錢　白芍弍錢

右藥四味再加柴胡弍錢厚朴弍錢只壳壹錢

其銀花瓜蔞皮、麥冬、地骨皮、宜隨火熱之微甚加入、

病在太陽失於表散、以致邪火薰蒸、而臟氣素熱、其

火又從內發、此時煩躁、口渴、擬方誰不用寒涼、而且病因起核、亦誰不曰熱毒、消瘀解熱、咸謂對病之良方矣、惟屢服無功、尚疑其藥輕病重、甚至硝黃不見瀉、羚犀不退、熱徒損中宮土氣、逼脫腎宮陽氣、由是脾腎之氣、爲藥所逼、脫或上逼於心、而欲作狂、或外脫於皮肉、而身反大熱、或脫於兩手六部、脈由細數而變洪大七八至、或上逼於口鼻、而口鼻出血、或外逼於經絡、而再出惡核二三顆者死、此因誤治以致陽亡之症也、夫大汗脈沉微、手足厥冷、是陽亡於外、下利脈沉微、手足厥冷、是陽亡於下、此二症人所易知、惟此症起核、大熱無汗煩躁驚狂、脈七八至而且洪大、亦係亡陽之劇症、人所不知也、

核白非火色、核軟非氣盛、而又發熱惡寒、脈浮而緊者、乃癘邪挾寒氣閉於外也、若病人脾氣虛弱、素畏寒涼者、乃陽氣衰於中也、外寒內虛、雖患核症、其寒

涼消痧之藥、慎勿誤用、倘誤用之、毒邪陷入脾部而下利、〇〇〇既下利、其神氣尚清者、以香砂六君子湯、加肉豆蔻救之、若下利後、言語錯亂者、乃邪陷腎部也、腎與心交、此譫語非因火熱、乃元氣脫離、神氣散亂之候也、主死

此爲誤治以致下利之危症也

香砂六君子加肉豆蔻湯方

即香砂六君子湯原方、再加肉豆蔻 三錢

核症病在太陽、誤用寒涼、其害立見者固多、而亦每有先見功效而害後至者、夫臟腑素熱之人無病之時、亦喜寒涼、及至起核、身熱煎熬、津液、則水源更傷、其臟腑經絡益見燥涸、得寒涼之藥頗覺爽暢、故其身熱畧見少減、其口渴又覺滋潤、病家以爲藥之對症矣、惟其核未消散、於是極力攻擊消瘀清熱、信服不疑、元氣受傷、神氣困倦、猶未覺悟、再服寒涼、中土氣敗、面起青黃之色、身涼脈微、核消而死、按此症其核非熱、其臟腑屬熱、涼藥見功者、臟腑之熱也、核消而死者、元氣之敗也、蓋元氣正氣也、病氣邪氣也、正邪交爭、故有腫痛寒熱之病、今不知攻其病、而誤攻其無病、以致元氣敗絕、不能與邪交爭、故核消而死、乃氣敗而非毒散矣、人但知核散則病愈、孰知核消則命絕、醫者其可不慎哉、

太陽膀胱爲水府、少陰腎爲水臟、水府主表、水臟主裏、太陽經之核、症病在標陽、則發熱、病在本寒、則惡

寒、既見發熱惡寒、則其脈體、亦應表病而浮、其脈息、亦應表熱而數、今診不見表症之脈浮、而反見裏症之脈、沉、不但沉、而且沉微者、是病在太陽而得少陰脈也、脈現少陰、爲臟腑交病、牽動腎氣、生陽脫離陽離於上、或神昏而錯語、陽脫於下則下關不守、而自下利者死、

按此症由先天不足、腎氣虛弱、因表病擾動臟氣、命火脫離、既非陽症得陰脈、又非症實脈虛、嘗見

此症、誤作火熱調治者、病人即能坐立言語、其病若失、家人喜甚、惟逾數刻、忽死相顧、噩然、盖不知離根之火、爲寒涼葯所消滅也

鼠疫非疫太陽篇終

辨陽明核病脈證治第弍

陽明爲二陽、居兩陽之中、出爲太陽、入爲少陽、內主胃府、外主肌肉、是多津之府、爲燥氣之經、燥熱氣盛故核形堅實、津血多故核形腫大、火自內發、故核頂高滿、不關心火、故核色白、陽氣盛、故身發大熱、火熱傷津、故大渴欲飲、陽明氣血俱盛、故脈亦現盛象、而診見洪大也、

核症病在陽明、以核象高腫圓滿、乃爲氣血俱盛之

凴、而病因燥熱、其核亦必以起發急速、乃爲火熱之據、内熱如此、其外熱可知也、其身必見蒸蒸發熱、其口必見大渴索飲、或火氣逆於上、而見干嘔、火氣薰於心、而語言錯亂、火氣逼於脈、而兩手脈象洪大而急數者、以八味犀角地黃湯主之、加減仙方活命飲亦主之、

此爲陽明燥氣之核、大熱大實之治法也、

八味犀角地黃湯方

犀角弍錢　生地黃五錢　白芍三錢

銀花壹两　黄菊花三錢　穿山甲三錢　角刺三錢

右藥八味淨水煎服

仙方活命飲方

穿山甲三錢　角刺弍錢　當歸尾弍錢　防風壹錢

乳香壹錢　沒藥壹錢　浙貝母三錢　白芷壹錢

花粉三錢　銀花四五錢至壹两　甘草弍錢　陳皮五分

右藥淨水煎服日二服夜一服病輕者一日可愈

病重者、兩三日必愈、火盛者、去防風白芷陳皮三味、加茅根、菊花紫花地丁、山茨菇等類

有是內、必形於外、故陽明熱症、其核必圓滿而大、必高腫而堅、必起發而速、審察病狀、爲熱無疑、似可盡用寒涼之藥矣、惟核起皮肉、原係經絡受病、所以藥用寒涼、亦宜兼用開通經絡、故山甲角刺、爲有餘症必須之藥、因其性氣鋒銳、直達病所、而消腫止痛也、若患陽明氣血俱盛之核症、甘寒之藥、自不待言、但

須加攻堅破結、方無後患、如山甲角刺等類、倘不兼用破結、惟獨行清熱、恐火熱得涼藥而盡除、毒核依肌膚仍未散、所謂後患者此也、以仙方活命飲主之、若見其火勢熾烈、投以硝黃只朴、救陰瀉陽、因而下利不止、津液耗亡、邪火無制、遍身經絡渾是熱氣布護、危乎危乎、急籌一止利之法、下陷者舉之、用小柴胡湯、賓柴胡之力、以舉清氣上行、藉黨參以扶中生液、服湯後、若下利止、而熱勢未減、其脈勢尚盛者、仍

以八味犀角地黃湯主之、

按此症是病邪在外、誤攻其裏、以致下利、然雖利、而熱尚在、故仍用寒涼、但利必裏虛、且元氣為攻藥所耗損、當賴參力以培補元氣、並以復其津液也、

小柴胡湯方

防黨參三錢　半夏錢半　甘草弍錢　黃芩壹錢

柴胡四錢

右藥淨水煎服、再加淮山四錢補脾止瀉亦妙、其

甘寒芳涼等藥、亦可隨宜加入

鼠疫非疫陽明篇終

辨少陽核病脈證治第三

少陽爲一陽、係胆府、屬甲木、主三焦、爲相火之經、火氣用事、故核形堅、少陽血弱津少、故核形細、火催有力、故核形高滿、不感離南氣化、故核色白、少陽居陰陽之界、故見往來寒熱、少陽屬木、旺於春、故其脈應春木而絃、少陽少血、故脈細、少陽主火、故脈數、

核症病在少陽、木火盛、故身發熱、津液涸、故口燥渴、胆氣上冲、故嘔逆、腫因火逼、故核堅、血弱津虛、故核

細症屬火熱、故核形圓滿、然少陽爲甲木、外連陽明、內連太陰、本經受病、必日夜發熱、如火氣外逼陽明、有時身更壯熱、火氣內侵太陰、有時稍覺惡寒、此寒熱往來之病情也、但少陽屬木、主火、木火盛、必土金虛、今於身發壯熱、日中仍見微寒二三次、又係木火凌脾土之情形也、既見熱象、又見虛象、淸熱顧虛、乃爲良策、以小柴胡湯加角刺、穿山甲、銀花、麥冬、主之、審係熱極、暫以八味犀角地黃湯主之、

此爲少陽火氣之核、木火凌土金、治實者、須顧其虛之治法也、

小柴胡湯方 見陽明篇

照原方加角刺 錢半 穿山甲 三錢 銀花 五錢 麥冬 三錢

八味犀角地黃湯方 見陽明篇

少陽經之核、看係圓滿堅實、起發急速、身熱脈數、其內熱情形已經發現、但因津少血弱、其核形不過大若梹榔、不比陽明病、津多血盛、其核形有如鴨卵之

大也、既見津血不足、自應扶助水源、保存血液、其消瘀破血之桃仁紅花、慎勿誤用、倘誤用之、則血爲藥所耗、損陰氣先傷、陽氣無偶、其熱未退、其病轉危、宜於未誤治之先、以加味小柴胡湯主之

此爲少陽津血不足之核症、不可用破血之藥、以損陰耗液也、

加味小柴胡湯方

即小柴胡湯原方、加角刺、穿山甲、銀花、麥冬

血弱津少之核症、固不宜妄用破血、而少陽入陰最近、尤不應單用寒涼、故小柴胡湯之用參甘補脾、正以防其入陰之路、蓋少陽與太陰土臟貼近、木氣既盛、土氣必虛、雖患核症、用藥醫調、亦宜兼顧土氣、倘不知兼用扶脾、唯專用清熱尅伐、過多土氣衰敗、身熱雖減、忽變下利、氣之神疲、其病難治、

此爲少陽木火熾盛之核、因過服寒涼、以致傷脾下利、由輕變重之症也、

鼠疫非疫少陽篇終

辨太陰核病脈證治第四

太陰爲濕土之經、內主脾臟、外主肌肉、脾爲陰中之至陰、故多裏症、脾主肌肉、亦有表症、濕毒在表則脈浮在裏則脈怠緩、濕與熱合、則脈數而按之實、濕爲陰邪、則發微熱、濕與熱合、亦有壯熱、純濕無熱、則舌台白滑潤而暗、濕熱氣盛、則舌台白干焦而亮、濕邪屬陰、故核形軟、濕氣屬土、故核色白、

太陰爲濕土、外主肌肉、又主四肢、本經起核、固由濕

毒內因者居多、然亦有病專在外者、茲先言濕傷肌腠之核症、如起核平塌、巳知非因氣盛、色白柔軟、又知非因火盛、身發熱、爲陽氣之象、又惡寒、爲陰氣之象、寒熱並見、是太陽之病機也、但太陽主膚表、其脈當浮而數、或浮而緊、今診其脈、不見浮中之緊數、惟見浮中之怠緩、是太陰之肌腠、爲濕毒之邪所感也、肌腠爲外、當從外以解之、宜加味香蘇飲、然須審確脈浮無汗、方可用之、否則幸勿姑試也、

此爲太陰肌膝之核症、見有發熱惡寒脉浮、即可用香蘇發汗、若無表症凭據、愼勿輕試也、

加味香蘇飲方 見太陽篇

香蘇飲服後汗出身涼、核亦痛減、精神甦爽、核雖不消、可以無庸疑慮、倘過數日、其核忽復作痛者、是陰陽不和諧、爾陽氣素弱者、宜香砂六君子湯以濟陽之弱、陰氣素弱者、宜陽和湯以濟陰之偏、服後陰陽氣和、其痛立止矣、

此爲太陰表症、汗後身涼、氣爽神清、隔一二日、其核復痛之治法也、

香砂六君子湯方 見太陽篇

陽和湯方 見太陽篇

脾坤土也、地氣也、春木令也、地氣上升也、夏火令也、陽氣發洩也、若脾氣素衰之人、感受地陽升洩之氣、以致脾土之氣外浮、氣既外浮、其身即現陽衰之微熱、陽既外越、其脈亦現陽弱之細微、若不知係脾氣

欲離、認為外感小疾、遽行發散、裏氣乘散藥而外脫、頭面即出黑瘢、身中或起毒核、或出鼻血、躁擾不寧、六脈急數無根、尚疑火勢熾烈、因辛溫助熱所致、轉投涼藥、陽氣立亡、

按此症係陽浮身熱、誤用發汗之藥、以致增出種種惡症、勿謂發散之藥無傷、觀此自當詳慎、

太陰土氣外浮之核、色白細軟、非因火也、初起數日不疼痛、亦非因火也、四五日來、身始微熱、陽已浮也、

脈細、陰血弱也、脈微、陽氣衰也、舌潤不渴、內無熱也、宜香砂六君子湯救之、若誤發汗、則陽離躁擾、誤寒涼則脾敗陽絶、

此為太陰地氣上升、陽氣浮越之核症、既不可發表、又不可寒涼、醫者病家、所當謹慎也、

太陰濕毒之核症、看其核形平塌散漫、細軟不堅、已知非因火熱矣、若係濕伏在裏、陽氣不振、而但見身微熱、濕伏經絡、氣行不遠、而診見脈息緩、其舌台白

而滑潤者以平胃二陳湯主之

此爲太陰核症濕伏經絡脾虛於中之治法也

平胃二陳湯方

蒼朮三錢　厚朴弍錢　陳皮壹錢　炙甘草壹錢

半夏三錢　茯苓三錢

右藥六味淨水煎服

太陰核症專因濕毒爲患者平胃二陳亦足以驅除其毒矣倘其症不祇係濕而且兼寒寒濕交攻於臟

腑、上擾於胃而嘔吐、下擾於大腸而下利、是上下內外俱病也、以二朮二陳湯加厚朴南星主之、

按此下利、是下利清穀、其糞色淡黃、乃土氣不及、寒濕之邪侵犯中焦也、

二朮二陳湯方

蒼朮三錢　白朮四錢　陳皮壹錢　半夏三錢

炙甘草弍錢　茯苓三錢　厚朴弍錢　製南星半錢

右藥八味淨水煎服

濕毒濕寒既已詳明、更有濕熱之毒、爲害最烈、尤宜細辨、夫春令木也、土氣衰弱之時也、又值雨水過多、濕氣過盛、脾土之氣益困、濕熱之毒屈於內、一旦觸發、熱爲濕遏、其身不見大熱、而僅見微熱、濕伏熱中、其脈不見急緩、而但見大實、是脈見大實爲有餘、身發微熱爲不足也、惟察其舌干口渴、是津爲火擾、大便溏膠、是濕屈大腸、其核色白而細軟者、當用培土利水清火之法、以培脾解毒湯主之、

此為濕熱毒症、以大便色深黃、或黃而近赤、糞質如糖膠、乃為的症、若糞質成條、又當別論

培脾解毒湯方

炒扁豆四錢　炒薏仁五錢　厚朴三錢　只殼壹錢

朱苓弍錢　澤瀉弍錢　茯苓弍錢　木通五錢

黃連三錢　黃芩三錢

右藥十味淨水煎服、服後小便利則病滅、

木盛本可制土也、土盛本可勝水也、今春旺木盛而

多水盛、土受木尅、水濕侵脾、陽氣素盛、胃腸素熱、濕入熱中、熱與濕混、外邪觸發、内邪暴出、内外合邪、熱勝於濕、身發大熱、口干舌燥、大便膠溏、小便短黄、核色白軟、亦以培脾解毒湯主之、

此爲濕熱内困成毒之核、症用培土利水清火之藥、以解之也、

濕熱盛於内、傷及土氣、以致大便膠溏、其病機獨現於下者、固多然、亦有下屈已甚、而兼現於舌内屈已

甚、而兼現於四肢者、太陰色白細軟之核症、濕熱之毒內困、一見便溏、卽知脾土之已虛、一見身熱、卽知火熱之內發、內屈既甚、其病氣勢必竄越外行也、或上竄於心苗、而見舌台焦白如塗鉛粉狀、外竄於四肢、而獨見手足出痱、或熱勝之時、而通身發熱、或濕勝之時而通身退涼、或清陽不上行、而見頭中刺痛、津液不上布、而見口舌燥渴、復診其脈數而有力者、以培脾解毒湯加枝子皮主之、按白爲金色，舌白而滑潤者，是肺冷金寒。今舌色白若金粉粗干無液，是大腸庚金濕困熱極，推之黑爲水色，舌黑爲病邪入腎，可以比例而明矣。四肢爲脾所主，濕熱困脾，故四肢出痱，痱惟症因濕熱，非因瘀熱，故其痱色僅見淡紅而不深紅也。

培脾解毒湯方見前

照原方再加枝子皮四錢

土氣受傷，非培補則脾氣不復，濕熱內困，非滲洩則濕毒不除、故培脾解毒湯之扁豆苡仁、甘淡扶脾、補不助熱、淡能滲濕、其二苓通澤、帶領濕毒從小便而去、然濕屬熱極、徒用扶脾利水、猶未足爭絕其毒邪、故佐以芩連之苦寒、苦以燥濕、寒能勝熱、惟核起肌屬經絡凝滯、又用只殼厚朴以宣通其氣、俾內外流通、其毒安有不淨盡者哉、倘不知係濕熱而誤認爲瘀熱、妄用銀花生地等藥、濕熱得甘寒之助、其毒更橫、其勢更猛、其身益見大熱、其心益見熱煩、其口

益見燥涸、其脈更加急疾者、亦以培脾解毒湯救之
此為濕熱之毒、誤用甘寒、其症轉變重大也、
夫甘寒之藥足以生津、苦寒之藥足以損液、故燥熱症、火盛津枯、正喜甘寒清火以沛津液之源、前症濕熱為毒、困屈胃腸、無路宣洩、以致舌白便溏出疵起核、其毒勢亦已甚矣、今不知損液以洩濕邪、妄用甘寒以增助病勢、以致大熱不退、猶未覺悟、尚疑症重藥輕、大劑再投、一日三服、由是中宮土氣更受藥傷、

濕毒之邪在內煽亂、其氣或冲於上而兩眼現紅、或冲於心而心中跳動、或亂於神明而言語譫妄、或外迫於核、其核更覺疼痛、外脫於脈、而見六脈洪大、而七八至者死、

此爲濕熱之毒、誤用甘寒、以致毒氣竄亂、脾敗陽脫之劇症也、

太陰爲至陰、其脈當沉細、太陰主濕土、其脈又當怠緩、濕爲陰邪、其身發微熱、濕滯經絡、其身起毒核、病

不涉心、其核白而不紅、症非因火、其核軟而不堅、此陰靜之象也、看見此症、診見此脈、宜用二朮二陳平胃等方矣、醫者不知此症爲濕毒、誤認爲瘀毒、以桃仁攻瘀、生地涼血、藥甫服下、時逾數刻、清涼之藥擾動中宮土氣、呼吸之氣前者不粗、服藥後轉粗、胸中之氣前者不逆、服藥後覺逆、兩手六脈由細緩而變浮大者難治、再見上吐下利譫語者死、

按此症誤藥一劑、即見凶危、醫寄死生、人命至重、

辨症立方、切宜審慎、

太陰濕毒之核症、亦有兼風痰為患者、蓋太陰上主肺金、下主脾土、肺主皮毛、脾主肌肉、春夏之交木旺濕盛、土氣受困、癘邪傷及皮毛、則皮肉之氣不利、肺脾之氣不行、頃忽之間身即發熱、身熱既發、肝風內動、尅制脾土、聚津液以成痰、痰依肌膚而起核、故其核流走無定、乃痰隨氣之升降、亦風之動象也、夫脾為胃行其津液者也、今肝風內動、聚津成痰、痰涎侵心而人事不省、痰涎上犯清陽、而眼見黑花、風擾於四肢、故四肢麻痺、症非因火、故其核形軟、不感心離氣化、故其核色白、觀其舌色濕潤、診其脈浮而滑者、以加味二陳湯主之、

此爲太陰風痰之核、流走無定、人事昏迷、宜驅風去痰之藥、以治之也、

加味二陳湯方

半夏三錢　陳皮壹錢　甘草壹錢　茯苓三錢

胆星錢半　厚朴弍錢　天麻三錢　豨簽草三錢

右藥八味淨水煎服

更有病在太陰而爲陰疽之症者、亦係發在鼠疫流行之時、其核皮色不變、既不痛疼、又不身熱、或平塌散漫而不圓滿、或圓滿高腫而不堅實者是也、以陰疽法治之、夫以紅色爲癰、白色爲疽、癰發心營、疽由肺衛、內經以痛瘡屬火、原指腫由火廹、痛屬不通、但既爲火病、即宜現出火之情形、則其腫處、固應現火色之紅、亦應現火迫之痛、今核色不紅、腫而不痛、其非因火已明、是病機不在心、而在肺矣、夫心營肺衛貴得調和、如心陽沸騰、挾手少陽三焦之火、迫營中之血而爲腫、營血主於心、火之色在赤、故腫色必紅其名爲癰、肺氣不調、挾足太陰脾臟之濕、凝衛中之津而爲腫、衛氣屬於肺、金之色在白、故腫色必白、其名爲疽、癰治以寒、疽治以溫、此陰陽之別也、其在心在肺、雖有陰陽之殊、而爲營爲衛、要皆皮肉之病、王洪緒製陽和湯以治陰疽以血弱氣盛之人痰濕之邪滯在經絡肌肉致患色白之陰疽故補血充陰之熟地鹿角膠用至壹兩叁錢之多而助陽通氣之玉桂炮羗不過壹弍錢而已蓋陰弱者非大補其血則血不暢流凝滯者非助陽通氣則結腫不散陽和湯之所以神妙也然亦當知確係血弱脈細者用之輙效倘係陽虛脈微則又宜五積散香砂六君子湯矣王洪緒並未言及茲特補其未備焉

此爲類似陰疽之核當從陰疽之法以治之也

香砂六君子湯方 見太陽篇

陽和湯方 見太陽篇

五積散方

防党參三錢　當歸三錢　白芍錢半　川芎壹錢

玉桂三分　炙甘草壹錢　蒼朮弍錢　陳皮壹錢

厚朴壹錢　只壳壹錢　干姜五分　半夏錢半

桔梗壹錢　茯苓弍錢　白芷壹錢　麻黄壹錢

右藥十六味淨水煎服

太陰濕毒爲患、經絡凝滯而起核者、業經詳晰辨明、而鼠疫盛行時當春夏、雨水若多、濕氣必盛、毒中太陰、亦有身無起核之症、其症身發熱、是火氣盛、口燥渴、是津液不上升、大便溏、是脾土虛、溏如糖膠、是大腸濕困熱極、以培脾解毒湯主之、夫臟腑素熱之人、無病之時亦喜服寒涼、今所患之症、火氣外揚、口又燥渴、若不細心審察、輒投甘寒救陰之藥、醫家自信無差、病家亦云對症、連服數劑、病勢未減、精神已減、或大劑再投、濕毒散亂、或在兩膝、復起濕瘡、邊紅頂白、隨起隨穿、膿水淋漓、再服寒涼、精神衰敗、醫者檢閱前方、知因寒涼所誤、改用參朮熟地等藥、精神頗復、再服無效、三服身復發熱、另延他醫、又用寒涼輾轉而斃、

此爲濕熱之毒內困、誤寒固死、誤補亦死、非細心如髮審察病情、每至誤事、

濕熱之毒內困、誤服寒涼、以致氣乏之神疲固當用補藥挽救、而補之失法、尤足以增助病邪、夫人参党参、補助元氣、熟地當歸、補助陰血、惟其質潤多脂雖補氣血、而亦不無助濕邪、前症初服見效者、乃虛極得補之效也、再服不效者、乃補者助虛、滋潤助濕、功過相抵也、三服身熱復發者、乃濕毒得滋補之助、故病勢大作也、症雖危、若審其尚可挽救者、以六君子湯去党参、加扁豆蒼朮主之、如尚有熱、再加黃芩黃連主

之

此爲熱去濕存氣乏神疲之危症也

六君子去参加蒼朮扁豆湯方

白朮三錢　蒼朮弍錢　炒扁豆四錢　茯苓三錢

陳皮壹錢　半夏三錢　炙甘草壹錢

右藥七味淨水煎服有熱可加黃芩黃連

前症濕熱之毒困屈胃腸以致糞質如膠小便短黃

身熱口渴誤用甘寒其火熱竟從內消滅所以身熱

大[illegible]神氣衰微是熱去濕存之危症倘濕熱之毒得甘寒之助逼亂中宮土氣竄越於經絡肌肉前非大熱服藥後其身反發大熱者以培脾解毒湯加天生於朮主之

此爲濕熱之毒內困得甘寒藥助以致毒氣竄亂其身反發大熱也

大便溏膠小便短黃之症理宜用培脾利水苦寒之藥矣此症雖內有火熱而火爲濕遏其氣每不外揚

其身僅見微熱、其脈實而不數、醫者審症察脈、見火熱未現、專用培脾去濕、不知兼用苦寒、或寒藥過輕、燥藥過重、以致內濕盡去、內熱不去、夫脾爲土臟也、太陰濕土也、胃爲土府也、陽明燥土也、濕去熱留、其熱必由臟傳腑、自陰出陽、移禍於陽明燥土之上、火燥合勢、其身轉發大熱、其口轉見大渴、其大便轉變秘結、其舌焦黃、其脈洪數、其心煩而譫語者、以加減甘露飲主之

此爲濕去熱存、合燥土之氣、變爲大熱之症、又宜甘寒藥、清其火而生其津也

加減甘露飲方

天冬三錢　麥冬三錢　大生地五錢　枇杷葉弍錢

洋参弍錢　黃芩壹錢　金釵斛三錢　只壳壹錢

甘草壹錢　茵陳五分

右藥十味淨水煎服

太陰無核、便溏尿黃等症、業經各爲立方、然祇爲病

機在內者立法、若既見濕困於內之大便膠溏、又見風傷於外之自汗微熱、是內外交病也、汗既外出、毛竅自疎、衛氣不固、其兩手寸關尺脈亦必虛弱無力、斯時不可獨行驅濕去熱、宜兼用固表止汗以培脾解毒湯、合玉屛風散主之、

此爲內傷濕熱、外傷風邪、表裏俱虛之症也、

玉屛風散方

黃耆三錢　白朮三錢　防風三錢

右藥三味合培脾解毒湯煎服

太陰濕熱內困便溏尿黄之病、培脾則土氣可復、清火則熱勢自滅、調氣則轉運靈捷、利水則濕從下消、照法調治濕毒自無地可容、若不知用此法因見其身有微熱、頭覺痛疼、以爲外感風寒、遽行發散、擾動經脈之血上溢於鼻而爲衄血、既上行、氣亦上逆、急宜抑之使下、以培脾解毒湯主之、

此爲太陰裏症、誤發其汗、以致變出鼻血之重症

也

濕與熱合、其症本非重大、而內困成毒、其病勢亦由小而大、况病在鼠疫流行之時乎、故雖一濕熱症亦變幻莫測矣、夫濕傷脾、則脾土虛、其糞不條而溏濕熱困屈大腸、其糞不稀而膠、然脾土居中也、大腸居於至下也、脾主足太陰、肺主手太陰、大腸屬庚金、爲燥金、肺屬辛金、亦屬燥金、今足太陰脾受濕傷其氣必上通於手太陰之肺、大腸庚金困熱、其氣亦可上移於辛金之肺、於是上現於舌、其舌現庚辛之色、而粉白焦干、外達於皮膚、其通身發微熱、下現於二便、而大便溏膠、小便短黃、診其脈實、而帶些數象者、以培脾解毒湯主之、倘誤用發散、其濕熱得辛溫之助、飛揚於外、而身發大熱、其鉛粉白色之舌、亦因毒火上逼而腫脹、若再投石羔大黃等藥、其舌必脹塞滿口而斃、

此爲太陰困極之裏症、誤服發散、○○○以致毒

氣飛揚、又誤甘寒、以致毒無去路、變出奇惡之病狀也、

鼠疫非疫太陰篇終

辨少陰核病脈證治第五

少陰爲心火、是生血之臟、行營血灌於脈中、位居離南、火色在赤、故起核必應火色而赤、本經少血多氣、其核、形必圓滿而細、君火用事其核形必高腫而堅少血故其脈細、多氣、故其脈數、又少陰爲腎、腎火爲水中之火、腎火起核、故核色白、腎火初洩、則核形軟、腎火盡脫、則核形堅、腎屬水、故脈沉、腎陽虛、故脈微腎火外脫、故脈沉數而散內經謂諸痛癢瘡皆屬心火、因心火沸騰、血熱滯在肉中而生腫痛之病也、然必瘡色赤腫頂高堅實、乃係心火血滯之的症、至既患瘡毒、亦當分火之微甚、及病勢之緩急、以爲用藥之準、毋徒事攻伐、以妄傷元氣也、如病人起核色深紅、乃心火之色也、核形堅乃火症之有餘也、起發急速、核形高滿、乃火盛催發有力也、干嘔、乃火氣騰於上也、大渴、乃火盛灼干津液也、身大熱、乃火盛於內、其氣飛揚於外也、見症如

此其脈亦必急數有力矣以十味犀角地黃湯主之

此爲少陰心火赤腫大熱之核症也

十味犀角地黃湯方

犀角弍錢 生地黃五錢 丹皮弍錢 白芍弍錢

銀花壹兩 紅花壹錢 穿山甲三錢 角刺三錢

茅根五錢 菊花三錢

右藥十味淨水煎服

上症核形赤腫火勢熾烈非重用寒涼以泄火則內

之陰氣立絶非開通經絡以消腫則外之氣機不行故十味犀角地黄清火涼血又重用山甲角刺勇猛氣銳直達腫痛之所以攻散其留結之毒是症實而兼熱之治法也若僅見核形堅實高腫色赤起病之初覺有通身洒淅惡寒者乃陰陽不和也通身緊束牽強者乃血脈不暢也再查病人無身熱口渴煩躁之象此症雖實而未熱也以仙方活命飲主之

此爲少陰心火赤腫核症實而未熱之治法也

仙方活命飲方 見陽明篇

心火之核既詳而腎火之核亦應細辨夫腎火爲先天之生氣乃人身壽命之根此火一傷其病難治然腎既有火亦復有水○○腎火之脫所因有二一由腎陽虛弱根本動搖復感地陽升洩之氣而外越一由腎陰虛弱因陰虛不能維陽復感浮陽之氣而外越惟陽虛自脫者多凶因陰虛以致陽越者多吉也起核病人口不渴是無火象身微熱是陽氣衰微通

身汗微出、是陽氣外脫、脈沉微、是陽氣內竭、人昏睡、是神散精離、察其核形色白而堅硬者死、

此爲腎氣外亡之核症、故核形堅硬、外似有餘、而內實脫絕也、

更有陰竭陽脫之核症者、夫兩腎藏精宅神、左腎主精水、右腎主元陽、元陽之外護、內通於臟腑、外通於經絡者、謂之浮陽、元陽則固守腎中、浮陽則與時升降、故發汗之藥、皆鼓動其浮陽、出於營衛、以洩其氣、

若發汗太過、動其元陽、即有亡陽之患、病深之人氣喘呃逆、即有陽越之虞、至腎中有長存之精、有日生之精、長存之精、乃先天之眞水、不輕漏洩、其交媾及夢洩之精、旋去旋生、不去亦不生、如井中之水、日日汲之、不見其虧、終年不汲、不見其溢、惟汲之無度、乃枯竭耳、所以色慾過傷、即有陰虛之患、傷寒熱入陽明少陰、即有陰絕之虞、可知腎中水火、爲人身根本之地、不容破損者也、如病人陰氣竭弱、陽氣衰微、忽感浮陽戾氣、以致腎宮之氣脫離、若離根之火、上脫於心、則兩火合燒、而見心中煩熱、陰氣內絕、而見舌中焦烈、色如硃砂、外脫於肌膚、而見通身發微熱、外脫於經絡、而見身中起毒核、內臟無火、故不口渴、症因氣脫、其脈沉微而散者、死、

此爲陰絕陽離之核症、故舌干無液、如硃砂之色也、

更有懷妊婦人、患核症而胎多自墮者、不可不知、蓋

人身象天地、天之陽藏於地下、人之陽藏於腎中、脾爲坤土、腎爲坎水、春令陽氣上升、人之脾氣亦洩、夏令陽氣發洩、人之腎氣亦洩、懷妊婦人胎懸於脾而繫於腎、故安胎者、必固腎補脾、若妊婦起核因感浮陽不正之氣、侵入脾腎、內氣動搖、胎氣因之不固、即不誤服湯藥、其胎亦每自下墮、胎既下墮血流氣乏之脾腎更受損傷、其病難治矣、醫者遇此症切宜留心謹慎

此爲妊婦患染核症、不服傷胎藥、其胎亦多自下墮也、

尙有陰弱陽浮、火擾在中、經絡凝滯之核症者、人身陰氣弱、必陽氣盛、陽氣盛、故時時覺燥熱、此平日津血虛弱之確據也、春夏陽氣升浮、適値時氣乖戾、感觸其氣、則經絡不通、經絡不通、則屈而身熱、身熱既發、則血津凝滯而起核、此先身熱而後起核者也、若感受癘氣、身先起核、身既起核、則經絡凝滯經絡凝滯則屈而身

熱、此先起核而後身熱者也、惟津血弱、故核形細小而平塌、火氣擾、故核形按之亦堅實、不涉離南氣化故核皮色不變、火擾在中、故口渴思水、津枯於大腸則大便二三日不行、津枯於膀胱、則小便色黃而短陽浮於外、則發熱不退、營弱於脈中、診其寸關尺而見細數者、以加味四物湯主之、取四物湯補陰維陽銀花麥冬地骨清火生液、柴胡瓜蔞皮退肌表之熱厚朴只殼通經絡之氣、服藥後熱退身涼精神慧爽

其核未消、亦毋庸憂慮、不可以核未消、而妄服湯藥也、

按此症最多、誤治者亦多、惟因服桃仁紅花寒峻之藥、無一生還者、調治核症、好用消瘀解毒、亦當知所返矣、

加味四物湯方

川芎錢半　當歸身三錢　大熟地五錢　白芍弍錢

柴胡弍錢　瓜蔞皮弍錢　厚朴弍錢　只殼壹錢

銀花三錢　地骨皮弍錢　麥冬壹錢

右藥十一味淨水煎服

前症起核身熱、察究情形、確係因陰血內弱、不能維陽、並非專因火熱、所以用補助陰血、俾陽氣得耦、內歸、令熱退而陰陽無損、若不知用補陰配陽、惟用清火生津、專攻其熱、損氣傷胃、是先則陰傷、今則並傷其陽矣、由是陽氣更不內歸、身熱更不少減、甚至承氣白虎、皆無功效、大熱不退、或再起核、或煩躁驚狂、

脈七八至者死、

按此症先因血弱火擾、繼因誤治陽亡、是以現出種種之假熱、惟人多不知是陽亡而猶以爲陽盛、仍用大劑涼藥、逼出口鼻之血、

病人臟氣素熱者、必陰氣不足、值鼠疫之際、偶患身熱口渴世俗所謂風熱症也、醫者投以寒涼二三劑而病除、隔二三日、身中忽復發熱、起核色白、細軟疼痛舌潤不渴、心中悸動、脈數無力者、此亦係陰弱不

藏陽、而氣外浮也、以茯苓補心湯主之、

按此症亦係陰弱陽浮、惟因服過寒凉藥、身熱退淨之後二三日、復熱起核、比前四物湯症較重、故茯苓補心湯不加入凉藥、若疑其症為餘熱未淨、投以寒凉、下咽即斃矣、

茯苓補心湯方

防党參三錢 炙甘草壹錢 茯苓弍錢 蘇葉壹錢

葛根五分 前胡壹錢 半夏弍錢 陳皮五分

桔梗五分　只殼壹錢　木香五分　川芎弍錢

當歸三錢　熟地黃四錢　白芍弍錢

右藥十五味淨水煎服

有核之症、患病之家、固憂惶無措、即親友旁人、亦多留意關心、因其症凶險奇惡、足令見者傷心、聞者恐懼也、然核症固凶惡、而無核之症、亦有凶惡、不但有而且多也、鼠疫流行之時、偶感浮陽癘氣、身發熱、是火氣揚於外、口大渴、是火熱熾於內、小便赤、是膀胱熱、大便結、是大腸熱、醫者診視、謂火熱旣盛、水津已干、瀉火救陰、乃爲良策、惟是天冬、麥冬、屢服無功、犀角羚角用亦不效、數易醫師、俱云是熱病、勢不減、亦復可慮、夫豈有如是之熱哉、因不細心審察耳、然病家明知涼藥過多、何以總不疑慮、因病人平日臟腑偏熱之故也、仍謂症重藥輕、火熱太甚、大劑寒涼逼至元氣脫散、前者無核、今反起核、若不起核、或口鼻出血、或頭面出疵者死、宜於未服涼藥過多之前、以

法救之宜、六味地黃湯、如尚兼熱、可加銀花麥冬、倘係脾虛、可加扁豆淮山、

按此症亦係陰弱陽浮、何以用六味地黃湯、而不用四物湯乎、前症陽浮起核、是經絡凝滯、故取四物湯、當歸之辛、氣勝於味、氣勝則行速、行速則易達於經絡、芎藭性善流行、通血開鬱、取舒暢血脈之義也、今此症身無起核、經絡不滯、用六味地黃補血充陰、令陰復於內、則浮陽自然歸藏、內熱平

而外熱退然亦當用之於早若至脾敗腎脫雖神丹亦救不活矣

六味地黃湯方

熟地黃五錢　淮山三錢　萸肉三錢　丹皮弍錢

茯苓弍錢　澤瀉弍錢

右藥爭水煎服脾虛加党參扁豆內熱加銀花麥冬外熱加柴胡瓜蔞皮氣滞加只壳厚朴

鼠疫非疫少陰篇終

衛生要書

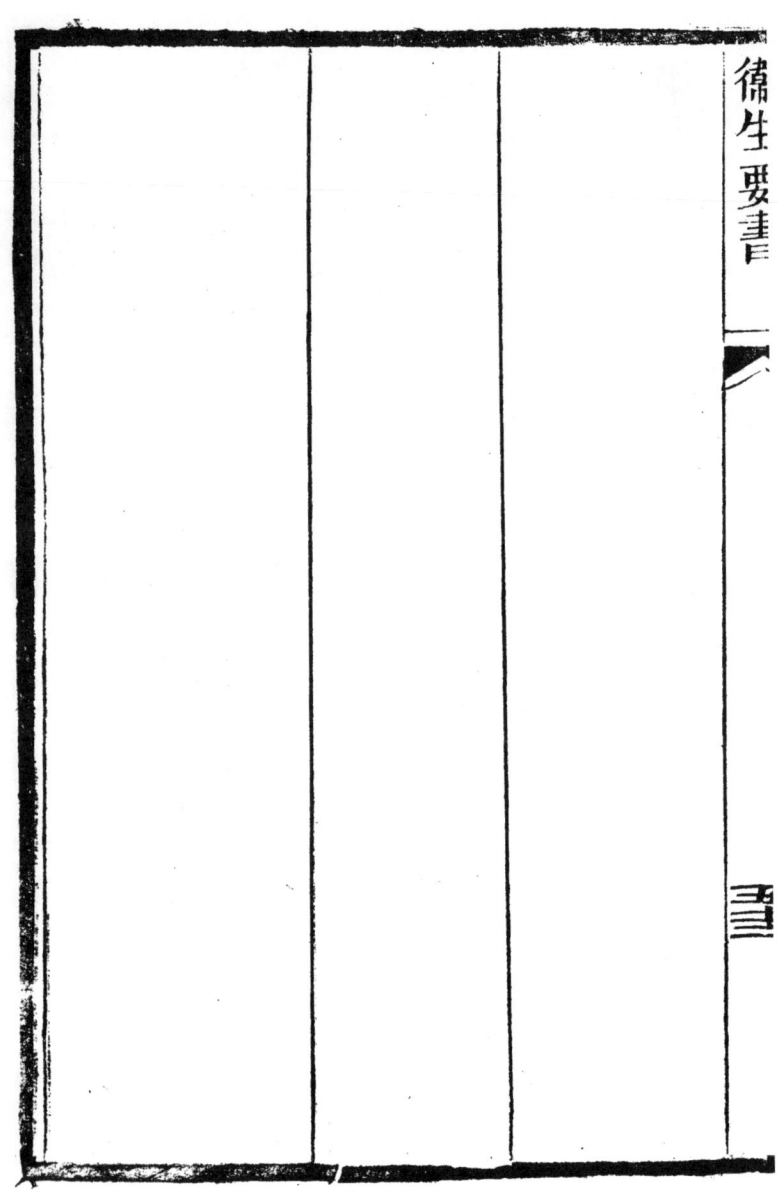

辨厥陰核病脈證治第六

厥陰肝臟主風木、內藏營血、胆府內寄、風火同源、上通於厥陰心胞絡、火氣用事、故核形堅、厥陰爲多血之臟、故核形大、風火催發有力、故核形高腫、厥陰得心之餘氣、故核色淺紅、

陽氣有餘、營血不行、乃發爲癰、癰者壅也、營血壅滯、於經絡肌肉、而爲腫痛之病也、若起核病人、身發大熱、爲火盛於外、口中燥渴、爲火盛於內、心中煩是火

擾心胞、又譫語、是火氣薰心、身韋強是經絡凝滯、核色淺紅、是火赤之色、核形濶大、是肝血之盛、核形高腫是厥陰氣血之盛、核形堅實起發急速、是火得風助也、察看病情、大熱大實、火既內發、風又煽之、勢若燎原、而血脈壅閉、尤恐氣機不運也、急治之、宜十二味犀角地黃湯、

此為厥陰風煽火燔之重症、故用大劑排擊之藥以治之也、

十二味犀角地黃湯方

犀角 弍錢　生地黃 五錢　丹皮 弍錢　白芍 弍錢

銀花 壹両　野菊花 五錢　穿山甲 三錢　角刺 三錢

茅根 五錢　紅花 壹錢　澤蘭 三錢　山茨菇 三錢

右藥十二味淨水煎服

癰腫之症身不發熱其症順而易愈若發熱煩躁又是多兼一症且發熱煩躁有六經之可驗既有六經即有傳變倘調治疎失即無起核亦足致命故起核

而死者、多死於病、鮮死於核也、惟世人以明係死在核症、故咸歸咎於核焉、於是大劑寒涼、日服三劑、必以核消爲止、然不分別調治、唯專攻其核、鮮有不敗者、每見核消而死、不可勝數、此亦誤治喪敗元氣以致之也、前症火勢燎原、經絡閉塞、故重用寒涼消瘀開通經絡、緩則恐氣機不運而危、若身僅起核、紅腫疼痛、圓滿堅實、頭痛困倦、肢體煩、不舒暢者、是其症輕而緩也、切不可用峻藥、以耗氣傷血、惟平淡神奇者、

則宜仙方活命飲

此爲厥陰熱毒之輕症調治又宜從輕緩之法也

仙方活命飲方見陽明篇

鼠疫非疫厥陰篇終

衛生要書

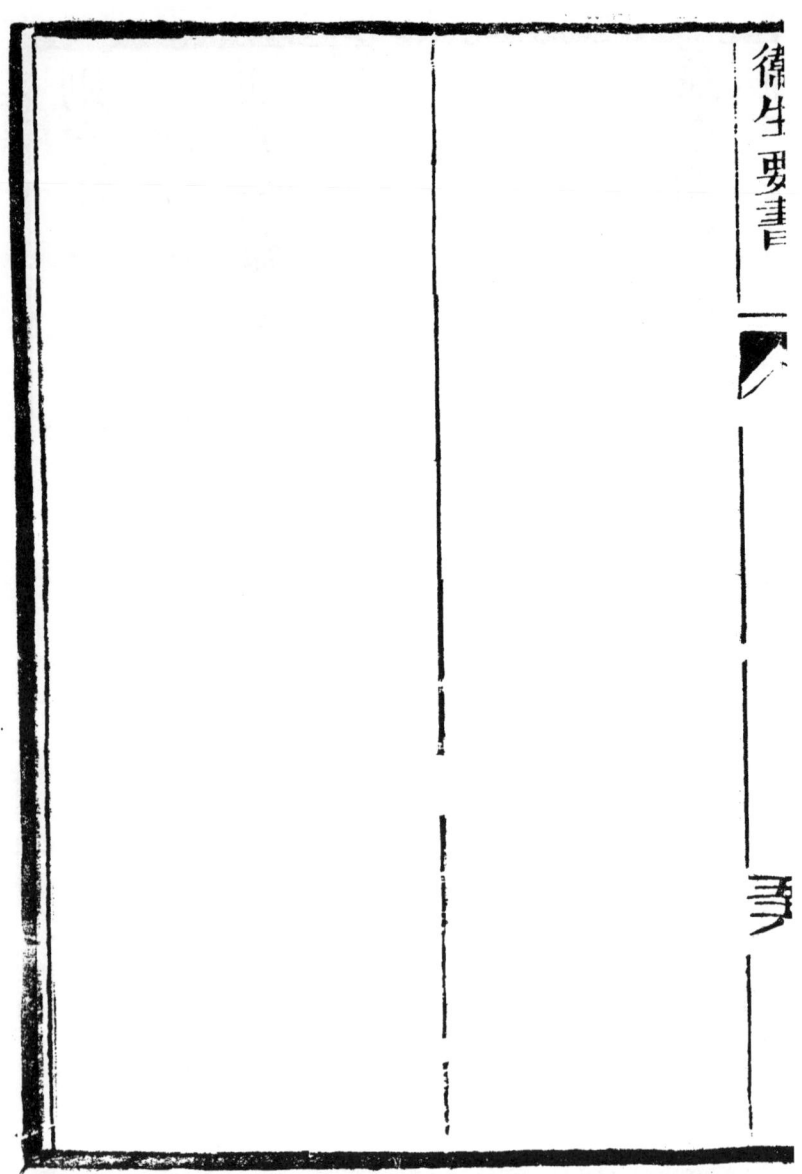

鼠疫非疫六經治案

太陽核症治案

何浩泉、兩髀較各起一核、色白形軟疼痛、身中壯熱惡寒、脈浮數無汗、對面問答言語錯亂、余以脈浮數爲病在表、無汗爲邪閉毛竅、經絡之陽氣不能外通、內逼心君神明擾亂、故言語錯亂也、用加味香蘇飲發汗以開毛竅、令邪從汗解、服藥後無汗、但流些少鼻血、身熱不退、惟兩核痛覺少減、精神較勝於前、再診以雖流鼻血、而病勢尚減、思藥亦對病、念仲景師云、不從汗解、而從衄解、以血即汗也、鼻出血為衄血、查其病人臟氣素熱、陰氣不足、此症表陽氣盛、無津作汗、是以身熱不退、再用前方加大生地麥冬、服後果見汗出、熱退身凉、惟核痛未止、接用陽和湯弍劑、痛止神清、後十餘日、兩核俱穿、膿出而愈、

旗民毛達軒延診、外甥腋下起核、色白細軟、發熱惡寒、身中沉倦、舌色微白、口不燥渴、六脈浮緊、診畢見

柗上有藥一劑、係羚羊角銀花生地等藥、曰此係表症若誤服寒凉、必毒陷少陰腎部而危急、宜將藥棄之用加味香蘇飲一劑、汗出身凉、後變寒熱往來乃太陽表邪解而未盡也、用桂枝弍麻黃一湯、寒熱俱退、再用陽和湯、一服而安、

陽明核症治案

盧棠、高年弍十歲、髀軟起一核、色白形如鴨蛋、脹滿堅實、身大熱、口大渴、干嘔、脈洪數有力、余以核形脹·

滿、是津血盛、核形堅實、是火氣盛、口渴、是津液傷於內、干嘔、是火氣升於上、身熱、是火氣騰於外、內外既熱、是以脈亦洪而急數也、用仙方活命飲、去乳香沒藥、白芷陳皮防風、加重山甲角刺、再加麥冬蘆根茅根山茨菇三大劑而愈

黃玉林年十三四歲、一日忽見微惡寒、隨見大熱、腋下起核、色白、形如欖核、三點鐘久、即大如鴨卵、圓滿堅實、煩渴譫語、舌黃而干、六脈洪大、余以純熱不寒爲

陽明燥氣之病、陽明胃為飲食之府、主化生津液、津血多、故核形大、燥氣盛、故核形堅、津為火灼、故口渴、火擾心、故心煩、火薰心、故神亂譫語、用仙方活命飲去白芷防風陳皮乳香沒藥、加重山甲角刺、再加紫花地丁蘆根茅根菊花、日服三劑、兩日而愈

少陽核症治案

鍾金成、腋下起核、色白、形如檳榔、高腫堅實、身大熱、口渴煩躁作嘔、身熱有進退、進則大熱、退則微熱、兩

手寸關尺脈細數有力，余以身熱有進退，爲少陽之病機，作嘔，爲胆火上冲，身大熱，是陽氣盛，口渴是津液傷，核形圓滿堅實，是火催有力，用小柴胡湯，党参改洋参，加穿山甲、角刺、紫花地丁、地骨皮、銀花、麥冬，四劑而安。

李吳氏髀較起核，高腫堅實，皮色不變，身發大熱，譫語口渴，於熱盛之時，微見惡寒，日作二三次，脈數有力，前醫用純寒藥不效，余診以身發大熱，爲陽氣盛口渴是津液亡、譫語是火氣薰心、日作微寒二三次、是寒熱往來、木火凌脾土之症、用小柴胡湯、人參改党參四錢、加穿山甲角刺銀花地骨丹皮絲瓜布、病家謂此症大熱譫語、何可用黨參助熱、余曰少陽爲甲木、木火盛必土金虛、且少陽與太陰脾臟貼近、若專用寒涼、恐病邪陷入脾部下利、其病難起矣、今於凉藥中加党參四錢、能生津清火、斷不助熱也、服藥後半日熱頗減少、再服四劑、核與身熱俱痊、

太陰核症治案

梁榕士之子，年十八歲，髀較起核，色白柔軟，初起微惡寒，後僅身微熱，誤服解毒活血湯，以致下利神昏，舉家憂惶，延余診視，脈急數無力，舌黃而潤，以香砂六君加破故紙、肉豆蔻藥甫煎好，病人已不省人事，撬牙嚾之，逾時復甦，再診用前方去豆蔻、故紙，加炒扁豆、苡仁、厚朴，病減五六，惟日間仍行大便一二次，便時覺裡急後重，乃大腸濕氣內困，不宜党參之潤也、用前方去党参、加蒼朮、服後大便不見後重而愈。

梁矇眼鳳之子、年十五六、髀較起核、皮色不變、按之形如欖核、頭痛身微熱、六脈緩怠、余以身微熱者、陽氣不振也、核形細小者、火弱不能催迫津血也、脈怠緩者、濕伏在中、氣行不速也、用平胃二陳湯加扁豆苡仁澤瀉川芎、二劑而愈、

少陰核症治案

黃順、年四十歲、髀較起核、色赤圓滿、按之堅實、脈數

有力、用仙方活命飲、加重山甲角刺、再加赤芍澤蘭菊花二劑而愈、

陳某壯年氣盛、髀上起核、圓滿堅大色赤、身大熱、口大渴、脈數有力、余以核色赤、是南方之火色、身大熱、是火氣飛揚、口大渴、是火燒津涸、用犀角地黃湯、加山甲角刺、銀花澤蘭四劑而愈、

一人患足少陰腎經之核、身發微熱、心裡煩躁、通身出微汗、起核色白、形細按之堅實、六脈沉微緊急、余

曰身發微熱、是陽氣衰微、通身出汗、是陽氣外脫、核形○堅實、是腎火外逼、有力、心中煩躁、是腎火上脫、燒心脈沉微、是無陽之脈、凶象已顯、直辭不治、易請一醫診之曰症實脈虛、宜從症不從脈、用大劑寒凉、病退七八、家人喜甚、惟病人情性畧變、再服凉藥、核消而斃、

厥陰核症治案

何某髀上起核、色澤淺紅、初起疼、痛半日間、其核陸

續脹大如鴨蛋，按之堅實，脈大有力，余以其核起發之速，脹滿堅實，原屬氣血有餘，惟身不發熱，口不燥渴，症雖實而火尚未發現於外也，只宜蕩實而勿滌熱，用仙方活命飲，重用山甲、角刺、銀花三味，直搗其核巢，一服痛減，四服全愈。

陰弱陽浮核症治案

梁大夫第梁友泉之妹，臟腑素熱，臍下左邊起核，色白，形如欖核，按之頗堅，起核之後，尚覺安然無事，第二日身始發熱、口渴、延醫診視、俱用解熱消痰、均無功效、反增煩躁、睡臥中、言語錯亂、父母憂惶、延余診視、六脈細數、小便黃短、舌赤口渴、大便已秘結三日、余斷曰、舌赤口渴、是火擾在中、起核是經絡凝滯、大便秘結、是大腸津枯、小便黃短、是膀胱津竭、睡中言語、是心虛而神不寧也、核白而不紅、非心火之色、核堅而不圓滿、非津血之盛、脈形細數、乃陰弱而陽盛也、身中發熱、乃陰弱而陽浮也、用加味四物湯、惟服

寒涼已多、脾胃耗損、應加扁豆補脾、寒涼減少、三服身熱盡退、再用香砂六君子湯、調理脾胃、飲食爽進而安、

蕭袞堂之子、平日陰氣內虧、時覺燥熱、頸上左邊起核、色白堅實、身熱口渴、小便短竭、大便三四日不來、六脈細數、面色微赤、細察病情、全是津血虧耗、火擾在中、陽浮於外、用加味四物湯、袞堂執藥歸家、適親戚到探、謂核症理宜消痰、何可用熟地當歸、袞堂答

云、消瘀清熱、已服無效、且先生診訂此方、言之有理
不可不服、今既慮不合、惟有煎好、分三次服之可也、
於是三點鐘久、服一次、九點鐘服完此藥、服後頗覺
爽暢、連診四日、熱退而安、其核二十餘日乃消、

鼠死論

天干以丁癸爲少陰、地支以子午爲少陰、子肖鼠、鼠
爲水畜、午肖馬、馬爲火畜、子藏癸、癸水屬腎、午藏丁、
丁火屬心、是鼠馬均屬少陰之獸、今核症將作之初、

必見鼠之先死、故世人見有鼠死、咸知核症必作、然欲窮其致死之由、受病之故、又屬無可稽考、然必發於春夏、以地氣一說、亦頗近理、惟觀棄於道旁之死鼠、通身必有花點、意者其痘疹乎、不然何以若是、測度情形、鼠屬少陰之獸、痘爲少陰之毒、以類相生、以氣相感、但痘毒禀於成胎之始、結於交合之初、深藏於腎、應時而發、夫既名爲痘、則必起於少陽發生之時、故鼠死亦必見於陽氣發生之令、或云人之出痘疹、世所共知、鼠之出痘疹、從來未聞、書之所未載、事之所未見、何故言此奇異、曰此亦據情理推測而已、詳上古人無痘毒、至漢有之、中古牛無痘患、近則有之、然則牛之出痘、亦屬詫異、何獨鼠之出痘乎、黃岐內經、無隻字言及於痘、蓋天地氣有更變、疾病愈出愈奇、即聖人亦不能預先料及、無非見有其病、然後計議調治、是以古之病名少、今之病名多、致其鼠死多見於人烟稠密之中、未見於山場荒僻之地、此中情節固當考究大抵人稠戶密之地其氣濁人稀戶少之地其氣清山場荒僻之地更無穢濁之氣所以無鼠死之事蓋鼻息出入呼吸必賴乎氣此獸潛匿於人稠之地濁氣之中日積月累由是濁氣歸五臟精血不清潔交媾成胎毒傳於腎復感地陽升沴癘氣侵入脾腎引動內毒故受病之鼠情形煩躁眼中現紅或白晝偷飲水泉或出穴外奔走而死然鼠之為物氣質微薄是以先受其邪繼則人受其氣此核

病作動之先機、災異已臨之應兆也。

壬寅年骨痛論

光緒二十八年壬寅、粵東省城、及各州縣、於春夏之交、所出時症、多係上吐下利、若在虛人老人、僅瀉一二次、陽氣隨即絕滅、起發甚急、死亡最多、查吐利一症、又名霍亂、從來皆有、但於六和湯、藿香正氣散、五苓散、理中湯等、選擇對症、便可藥到病瘳、十愈八九、惟壬寅之症則不然、臨症之初、雖加意研求、變方設法、總不若從前收效之高、至四月中旬、吐瀉之症頗少、而起核之症又見、其症在經少、而在臟多、亦最爲凶險、交至六月、吐瀉起核二症全無、而骨痛一症又作、於通省男女老少、幾至無人不痛、惟是無症不愈、故有骨痛全生之語、至於調治之藥、以絲瓜絡金銀花葛根茅根桑枝柴胡等爲靈丹、芥菜冬瓜番薯等爲聖藥、一時芥菜番薯價高十倍、其症爲向來未有之奇、其收效亦向來未有之高、考其痛症初起、卽覺骨痛、痛至一二日然後身熱、一見身熱、而口干舌燥隨之、其痛益甚、自後熱少減、痛亦減、服藥則易愈、不服藥亦必自愈、此骨痛病之情形也、試詳論之、此爲冬時伏氣之病、蓋辛丑年廣州由九月起天氣亢旱、至壬寅三月、雨師不至、田疇干涸、待水孔殷、各處井泉不敷民食、至四月初一日始降雪霖、辛丑冬令過暖、浮陽不歸地下、祗覺風氣、不覺寒氣、已屬反常、不是正氣、夫冬主閉藏、陽氣應歸地下、夏主疏洩陽氣應從地升、人身象天地、天之陽藏於地下、人之陽藏於腎中○○○ ○○故衛氣起於下焦、下焦腎部元陽也、其氣由此而起、上下升降、一日十二時週流不息、生長收藏亦如春夏秋冬、四季人身稟陰陽五行之常、而其生其長、則實由風與氣、故五臟六腑亦賴天之正氣相助、但無病時人自不知耳、是以仲景師論太陽病欲解時、從巳至未止、以巳午時爲太陽氣盛之時、本經得天氣之助、正復邪退也、又論陽明病於日晡申酉時、更見發潮熱譫語、蓋陽明爲燥金、申酉時乃燥金氣盛之時、是病氣得天時之助也、今天地之浮陽不藏、腎氣失天氣之助、於是上之陽氣不下藏、外之陽氣不內藏、則內氣虛而外氣不固、風氣得從而入之、仲景師有風傷衞之說、然風傷衞係感之卽病、故有發熱自汗惡風之見症、此證初感時人自不知、卽內經所謂冬傷於寒、春必病溫之意、但其氣侵入時、從太陽經所屬之肌腠直入腎臟屈伏不發、至春夏陽氣發洩、其伏邪自內出外、如其人根本不固、則腎氣爲其韋動、一時竝湧而出、其下關失守關之陽、故一經吐瀉、手足隨見厥寒、若其氣不由腸胃脫出、爲吐瀉自汗之眞寒、而從經絡逼出爲起核疼痛之假熱、此證最足掩人耳目、故調治每多錯誤、若腎氣內固之人、藏精頗豐、門戶堅固、外邪不能直入、祇在經而不在臟、故雖發作、猶不致韋動腎氣、故無起核吐瀉之病、第該邪久伏腎經、蘊釀成熱、自內出外、雖不干犯內臟、但欲出而未能遽出、腎主骨熱壅在骨故骨痛、然其初外邪本從太陽經之肌腠而入、必還從太陽經之肌腠而出、火熱外出、故身發熱、火熱上升、故口舌干燥、火熱大洩、故骨痛更甚、痛甚則熱出頗淨、是以熱減而痛亦減也、查痛初作時、絕無惡寒、知非關外感、而無故忽覺內痛、其始尙多誤認爲閃跌筋骨之病、迨衆人所患相同、屬熱者、百中之九十九屬寒者、百中僅一而已、調治不過用淸凉疏解之法，而應效若神，且無傳變，萬痛萬痊，其爲伏氣在經，似無疑義，三證均在腎部起發，惟見證不同，先後各別，吉凶輕重亦各判也。

鼠疫非疫六經條辨終

捐資印書贈送芳名列

其安泰黃頌平翁伍拾員　全福興號弍拾員　永安棧胡拜言翁拾五員　蔚泰厚蔡煥堂翁　渣甸洋行李麗堂翁　榮昌堂黃履卿翁　崔仲嶧翁　陳仲餘翁　沈達材翁　恒運記號　廣福興號　興順和號　以上拾員　關坤成翁　永吉祥林仲衡翁　黃友謙翁　張德新翁　利豐號　黃致和堂　潘善伯翁　石筱泉翁　長安號　以上伍員　廟頭張禮暄翁肆員　潘雲泉翁　廟頭張瑞生翁　安泰號　以上叁員　高等巡警學堂文案官吳孔嘉翁　粵海關官銀號

卞銓生翁　廟頭張健亭翁　新會張元初翁　安泰邵壽南
翁　葉萬泉葉棟臣翁　奕安號　以上弍員　廟頭張荻洲
翁員半　廟頭張達遠翁　廟頭張廣恒號　廟頭岑郁文翁
萬福堂號　黎叔明翁　周拱宸翁　吳叔宜翁　劉杰卿
翁　梁湛泉翁　梁海春翁　關次彭翁　以上壹員

再仙散

此方係萬沽陳心齋開藥店时見一膏置此方三兩
藥傚忽不見後陳公若深其地有華陀二字其
弟李雲高得此全人每多雖腰痛瘡上用此則腰外走
此藥直下怪哉

乳香 沒藥 龍骨 兒茶各一錢 血竭 [illegible]

全蠍五分 輕粉五分 白芷各 象皮六不 梅片二分

射香二分 共為細末

大蝦蟆一個 下 活的軋入草內常燒常軋以乾

為度